BEI GRIN MACHT SICH IHR
WISSEN BEZAHLT

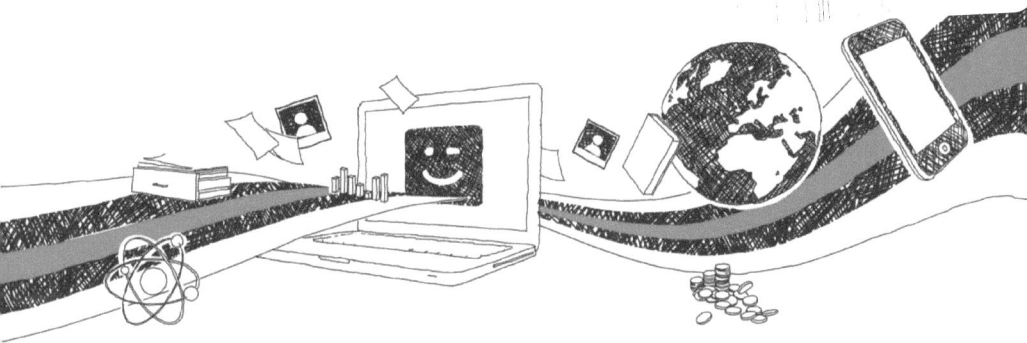
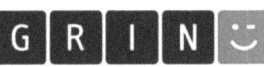

Generationenmanagement. Mentoring als effektives Bindeglied zwischen Generation X und Generation Y in Organisationen

Tim Hilmes

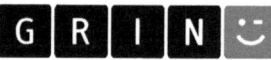

Bibliografische Information der Deutschen Nationalbibliothek:

Die Deutsche Nationalbibliothek verzeichnet diese Publikation in der Deutschen Nationalbibliografie; detaillierte bibliografische Daten sind im Internet über http://dnb.d-nb.de abrufbar.

ISBN: 9783346505163
Dieses Buch ist auch als E-Book erhältlich.

Druck und Bindung: Books on Demand GmbH, Norderstedt Germany
Gedruckt auf säurefreiem Papier aus verantwortungsvollen Quellen

Das vorliegende Werk wurde sorgfältig erarbeitet. Dennoch übernehmen Autoren und Verlag für die Richtigkeit von Angaben, Hinweisen, Links und Ratschlägen sowie eventuelle Druckfehler keine Haftung.

Das Buch bei GRIN: https://www.grin.com/document/1133644

Altern, Arbeitsmarkt und Altersgrenzen/ Älterwerden im Betrieb

BA Management sozialer Dienstleistungen

Abgabe: 15.07.2018

Generationenmanagement:

Mentoring als effektives Bindeglied zwischen Generation X und Generation Y in Organisationen?

Tim Hilmes

Inhaltsverzeichnis

1. Einleitung

Die vorliegende Hausarbeit beschäftigt sich mit der Frage, ob das Mentoring ein effektives Bindeglied zwischen der Generation X und der Generation Y in Organisationen sein kann. Da ich während meines 10-wöchigen Praktikums im XX Hospital in XX im Qualitätsmanagement im Nachhinein betrachtet das große Glück hatte, eine eins-zu-eins-Betreuung zu erfahren und umfassend in die Arbeiten meiner Vorgesetzten eingebunden wurde, interessiert mich das Thema des Mentorings sehr. Ich bin seitdem der Meinung, dass das Mentoring eine große Stütze für einen Berufseinsteiger sein kann, wenn es richtig ausgeführt wird. Die Beschäftigung mit den hier zu bearbeitenden Generationen liegt deshalb nahe, weil ich Angehöriger der Generation Y und meine Eltern Angehörige der Generation X sind. Folglich befinden wir uns nun nicht mehr auf der persönlichen Mikroebene, sondern heben die Problemstellung auf die Makroebene.

Das Ziel meiner Hausarbeit ist herauszustellen, inwieweit das Mentoring für sich imstande ist, zwei Generationen – Generation X und Y – miteinander so am Arbeitsplatz in Einklang zu bringen, dass die Produktivität durch gegenseitige, positive Beeinflussung trotz offensichtlicher Unterschiede auf mehreren Ebenen wie beispielsweise dem Lern- und Arbeitsverhalten gesteigert werden kann und Individuen sowie Organisationen von diesen Programmen profitieren können.

Diese Hausarbeit ist in vier Unterpunkte gegliedert: 1. Generationenmanagement und Mentoring; 2. demografische Entwicklungen bezüglich des Arbeitsmarktes in Deutschland; 3. Die Generationen X und Y; 4. Mentoring:

Um einen Einstieg in die Thematik zu bieten, wird zuerst der allgemeine Zusammenhang zwischen Generationenmanagement und Mentoring sowie eine allgemeine Beschreibung der beiden Begriffe skizziert. Anschließend wird näher auf die sich mit der Zeit verändernde Bevölkerungsstruktur Deutschlands und somit auch des Arbeitsmarktes in Deutschland eingegangen und mit Zahlen vom Statistischen Bundesamt und der Bundeszentrale für politische Bildung belegt. Drittens folgt eine detaillierte Charakterisierung der beiden Generationen X und Y und ein anschließender Vergleich ebendieser. Viertens wird das Mentoring allgemein vorgestellt und verschiedene Konzepte dazu erläutert, um die meist positiven sowie auch teilweise negativen Begleiterscheinungen differenziert darstellen zu können. Außerdem werden die Rollen der Generation Y und X hinsichtlich des Mentorings behandelt. Abschließend folgt ein die Ergebnisse zusammenfassendes Fazit.

2. Generationenmanagement und Mentoring

Der Begriff des Generationenmanagements setzt sich kompositorisch aus den Worten Generation und Management zusammen. Aus soziologischer Sicht existieren zwei Bedeutungsformen des erstgenannten Wortes: familiäre und gesellschaftliche Generation.

Während im Hinblick auf die Charakteristika der familiären Generation die Individuen eines Stammbaums immer Mutter oder Vater, Großmutter oder Großvater, Kind oder Enkel derselben Verwandtschaft bleiben, können sich die Schwerpunkte ihrer Handlungsrollen auf familialer Ebene doch im Lauf der Zeit von beispielsweise Sohn zu Vater oder von Mutter zu Großmutter wandeln.[1] Aufgrund dieser sich mit der Zeit verändernden Rollenzuschreibungen innerhalb der Familie und der damit einhergehenden unzureichenden Abgrenzbarkeit des Begriffs liegt der vorherrschende Fokus auf dem Begriff der gesellschaftlichen Generation.

Dieser konzentriert sich auf „Gemeinsamkeiten aufgrund gleicher oder benachbarter Geburtsjahrgänge im Sinne von generationstypischen Erfahrungen und […] Werte oder Lebensstilen, nicht aber auf Altersgruppen."[2]

Verschiedene Generationen zeichnen sich also durch unterschiedliche kollektive Erlebnisse aus. Diese können durch eine Veränderung der allgemeinen Lebensumstände beispielhaft soziokultureller, erzieherischer oder dem technischen Fortschritt zuzuschreibender Natur sein. Dieses Bündel an für die eine Generation gemeinsamen, für zwei Generationen unterschiedlichen Erfahrungen formt ganz natürlich die Werte und Normen ebenjener. Gleichermaßen können sich bestimmte Werte innerhalb einer Organisation bilden, die denjenigen, der über mehrere Jahre oder Jahrzehnte als Organisationsmitglied aktiv funktioniert, prägen. Demgegenüber steht ein neues Organisationsmitglied, dem es noch bevorsteht, diese Werte zu erfassen, zu verarbeiten und nach ihnen handeln zu können.

Der Begriff des Managements umfasst allgemein ausgedrückt diejenigen Ideen sowie daraus entstehende Handlungspraktiken, welche für das Gesamtwohl einer Organisation sowie zur Erreichung der Organisationsziele konzipiert sind.[3]

Der Begriff Generationenmanagement ist also das Führen von Belegschaften, die aus zwei oder mehr Generationen bestehen. Das Schema F für das richtige Generationenmanagement gebe es

---

[1] Vgl. Künemund, H./ Szydlik, M. (2009), S. 9.
[2] Ebd. S. 10.
[3] Vgl. Magretta, J. (2002), S. 2.

4

jedoch nicht, sondern sei immer von der jeweiligen „demografischen Struktur"[4] und den „Erfolgsvoraussetzungen"[5] der Organisation abhängig.

Das Mentoring stellt in Organisationen ein Werkzeug zur klassischen Wissensübermittlung zwischen zwei Parteien, dem Mentor und dem Mentee, dar. Zwischen beiden Parteien herrscht ein Wissensgefälle. Der Mentor befindet sich in der Position des Wissenden, der Mentee in derjenigen des Lernwilligen.[6]

Zusammenfassend kann das Mentoring eine Disziplin des Generationenmanagements in Organisationen darstellen. Hier arbeiten Mentor und Mentee im Rahmen eines Förderprogramms in ihrem Arbeitsumfeld zusammen.

3. Demografische Entwicklungen bezüglich des Arbeitsmarktes in Deutschland

Das Mentoring kann in Zeiten des demografischen Wandels eine Stütze darstellen, um zwischen Generation X und Y am Arbeitsplatz zu vermitteln. Der demografische Wandel „umfasst Prozesse der Alterung, des Fertilitätsrückgangs, der Zuwanderung und der entsprechenden gesellschaftlichen und politischen Folgeprobleme."[7] Die Struktur der Bevölkerung ändert sich fortlaufend. Anpassungen auf verschiedenen Gesellschaftsebenen werden vorgenommen. So sind auch der Arbeitsmarkt und seine Akteure betroffen.

Vorausberechnungen zufolge soll im Jahr 2060 jede dritte Person 65 Jahre oder älter sein[8], wohingegen der Bevölkerungsanteil der unter 20-Jährigen zwischen 1950 und 2013 von 30% auf 18% gesunken ist. Während zwischen 1950 und 2013 die Anzahl der erwerbsfähigen Bevölkerung von 51,4 Mio. auf 61,9 Mio. anstieg, bestünde Vorausberechnungen zufolge die Möglichkeit, dass bis 2060 die Anzahl ebendieser auf einen seit 1950 Tiefstwert von 50,9 Mio. fallen könnte. Die Gesellschaft altert und mit ihr die Belegschaften der Unternehmen.[9] Dem entgegen steht die zurzeit steigende Fertilitätsrate. Diese lag in Deutschland bis 2010 bei minimal unter 1,4 Kindern pro Frau. 2011 stieg diese auf 1,5 Kinder pro Frau wieder an. Um die Bevölkerungszahl jedoch zu stabilisieren, wäre ein Wert von mindestens 2,1 vonnöten.[10]

---

[4] Klaffke, M. (2016), S. 217.
[5] Ebd.
[6] Vgl. Edelkraut, F. et al. (2014), S. 6f.
[7] Mayer, T. (2017), S. 1.
[8] Vgl. Bundeszentrale für politische Bildung (2018), S. 1.
[9] Vgl. Franken, S. (2016), S. 89f.
[10] Vgl. Kühn, F. (2017), S. 1f.

Vorausberechnungen zufolge wird die Anzahl der 20- bis 66-jährigen bis 2060 weiterhin sinken, kann jedoch durch die positive Differenz zwischen Zu- und Fortzügen leicht abgemildert werden. Bis ins Jahr 2040 würden dieser Kohorte ohne positiven Zuwanderungssaldo 13 Mio. weniger Menschen angehören. Ein dauerhafter Gewinn von 470 000 Einwanderern pro Jahr könnte diesen Wert unter benannten Umständen relativieren. Allerdings ist von solch einer Zuwanderungskonstanz zukünftig nicht auszugehen.[11]

Zusammenfassend wird die Bevölkerung Deutschlands in Zukunft älter, heterogener und vielfältiger. Zudem wird die Anzahl der erwerbsfähigen Menschen sinken und die Gruppe der Rentenberechtigten zunehmen. Die Konsequenz aus dargestellten Problemen stellt in Organisationen eine Zunahme an älteren Arbeitnehmern sowie eine Abnahme an jüngeren potenziellen Nachzüglern dar.

Um diesen geschilderten Umständen zu trotzen, besteht ad hoc Handlungsbedarf in den Organisationen. Vorausschauende Personalplanung, angemessene Weitergabe von Expertenwissen zwischen Generationen sowie das kollektive Bewusstwerden der eventuellen negativen Folgen eines Nichthandelns vor dem Hintergrund des demografischen Wandels sind ebenso wichtige Pfeiler für die Sicherung der Organisationsexistenzen wie der differenzierte Umgang mit Angehörigen verschiedener Generationen und damit einhergehende adäquat gesetzte Rahmenbedingungen, die eine produktive Zusammenarbeit aller Organisationsmitglieder fördern. [12] Das Mentoring stellt in diesem Zusammenhang eine Handlungsmöglichkeit dar.

4. Die Generationen X und Y

Im Folgenden Kapitel werden die Generation Y und die Generation X näher definiert und ihre Charakteristika und Eigenheiten herausgestellt. Mir ist bewusst, dass die anschließenden Beschreibungen inhaltlich auch von Stereotypen geprägt sind und keineswegs jedes Individuum ausschließlich die genannten Eigenschaften besitzt. Vielmehr sollten menschliche Individuen als einzigartige Wesen mit ganz eigenem Charakter wahrgenommen und behandelt werden. Die Ausführungen sollen zwei unterschiedliche Bilder der Generationen zeichnen, um zugunsten der vorliegenden Arbeit Unterscheidbarkeit und Vergleichbarkeit herzustellen.

Prägender Faktor für den Gestaltwechsel dieser Generationen ist die Umwelt. Diejenigen Umstände der Welt, mit denen eine ganze Generation konfrontiert ist, besitzen ein hohes Maß

---

[11] Vgl. Statistisches Bundesamt (2016), S. 1f.
[12] Vgl. Deller, J. et al. (2008), S. 3-5.

an Einfluss auf das kollektive Bewusstsein, sofern diese Umstände in Abstufungen für einen Großteil der Generationsangehörigen gelten und von ihnen wahrgenommen werden. Obgleich Menschen sich abhängig von ihrer individuellen Persönlichkeitsbildung und -entwicklung verschiedenartig mit äußeren Umständen auseinandersetzen und zu unterschiedlichen Ergebnissen in ihrer individuellen Bewertung dieser gelangen, sind es diejenigen die Gesamtheit der Generation betreffenden Ereignisse ihrer Umwelt, welche eine gemeinsame Schnittmenge des Erlebten einer Generation herstellen.[13]

4.1 Generation X

Für die zwischen 1965 und 1980 geborene Altersgruppe sei der Mauerfall im Jahr 1989 das einflussreichste Ereignis gewesen.[14] Die Generation X verfügt über ein Wertesystem, dessen Fundament auf Grundwerten der Deutschen besteht. Als Generation, die die Wiedervereinigung während ihrer Sozialisation miter- und gelebt hat, sind Werte und Normen wie die „Menschenwürde sowie Freiheit und Frieden"[15] primär. Bezüglich ihrer Einstellung zur Arbeit stuft sie ebendiese seit ihrer Jugend als wichtigen Faktor für ein gutes Leben ein. Weniger bedeutungstragend hingegen sieht die Generation X den Anteil ihrer freien Zeitgestaltung. Trotzdem sollte eine angemessen Work-Life-Balance herrschen, um soziale Kontakte zu pflegen und die Familie auf der einen Seite durch materielles Vermögen abzusichern, auf der anderen Seite durch die physische Anwesenheit zu unterstützen. Die Generation X wuchs unter stabilen Umweltbedingungen auf und weiß soziale Sicherheit sowie Arbeitsplatzsicherheit und Gerechtigkeit zu schätzen. Angehörige der Generation X gelten als eine Fülle an Arbeitserfahrung innehabende wichtige Bestandteile von Organisationen, die ihre Arbeit sorgfältig, diszipliniert und pflichtbewusst erledigen. Außerdem werden sie von anderen Generationen in der Arbeitswelt für ihr Interesse am Gemeinschaftswohl, ihre Hilfsbereitschaft und Umgänglichkeit wertgeschätzt.[16] Gleichwohl sie als Teamplayer dargestellt werden, gelten ihre Sympathien eher dem jeweiligen Vorgesetzten als dem Arbeitgeber an sich.[17] Attribute wie „eine gute Selbsteinschätzung, analytische Fähigkeiten, Verständnis, Ausdrucksfähigkeit und Gelassenheit"[18] machen sie zu einer Stütze im Betrieb und zu einem hilfreichen Arbeitskameraden.

---

[13] Vgl. Schulenberg, N. (2016), S. 9.
[14] Vgl. Klaffke, M. (2016), S. 214.
[15] Oertel, J. (2014), S. 48.
[16] Vgl. Ebd. S. 49.
[17] Vgl. Krüger, K.-H. (2016), S. 46.
[18] Oertel, J. (2014), S. 49.

4.2 Generation Y

Nach Klaffke sei für die zwischen 1981 und 1995 geborene Altersgruppe das Attentat vom 11. September auf die Twin Towers in New York das prägende Ereignis gewesen. Hieraus resultiere ein hohes Sicherheitsbedürfnis. [19] Nils Schulenburg hingegen sieht die voranschreitende Technisierung und die dauerhafte Vernetzung durch das Internet und das damit einhergehende Vorhandensein einer Fülle von Informationen zu jedem Tages- und Nachtzeitpunkt als bedeutsamste Entwicklung bezogen auf den Habitus der Generation Y. Besonders hervorzuheben sei hier der Umgang mit all diesen Informationen, die tatsächlich oft simultan herangezogen und verarbeitet werden. Durch den ständigen Kontakt mit sozialen Medien sei die Generation Y auf stetiges Feedback auch außerhalb der Onlinewelt konditioniert. [20]

In buchstäblich korrekter Reihenfolge folgt zeitlich die Generation Y der Generation X. Das Y steht hierbei für das englische Wort *Why*. Warum? Sie stellen zunehmend die Dinge des Lebens infrage und haken bei Ungereimtheiten gerne einmal zu oft nach. [21] Angehörige der Generation Y sind ehrlich und möchten, dass man auch mit ihnen vollkommen ehrlich umgeht und ihnen Dinge deutlich zu verstehen gibt. Sie möchten wissen wo sie stehen und respektvoll behandelt werden. Hierbei ist es nützlich, Faktenwissen auf eine gut verständliche Art mit ihnen zu teilen. Verglichen mit der Generation X stuft die Generation Y den Wert der Bezahlung für einen Beruf als weniger bedeutsam ein. Wichtiger als das Entgelt sind unentgeltliche Zuwendungen wie Aufmerksamkeit, Verständnis und Akzeptanz innerhalb der Organisation. Folglich strebt die Generation Y nach unter anderem durch den Beruf induziertes Lebensglück. Obgleich sie nach Erfahrungen strebt, die sie selbst macht, um persönlich an ihnen zu wachsen und zu lernen, genießt diese Generation das Arbeiten und Schaffen innerhalb einer Gruppe, sofern sie von älteren Kollegen ernstgenommen wird. Die Generation Y möchte nicht an die Hand genommen werden. Sie schätzen allerdings das Wissen, was ihnen erfahrenere Angehörige einer Organisation vorsichtig und behutsam an die Hand geben. Sollten diese Erfahreneren die Anerkennung der Generation Y unter Beachtung der oben genannten Punkte erlangen, können sie zu echten Vorbildern und Mentoren für sie werden. [22] Andererseits sucht die Generation Y die Herausforderung, um ihr über lange und intensive Ausbildungszeiten angehäuftes

---

[19] Vgl. Klaffke, M. (2014), S. 13.
[20] Vgl. Schulenburg, N. (2016), S. 10f.
[21] Vgl. Klaffke, M. (2014), S. 13.
[22] Vgl. Goldgehn, L. A. (2004), S. 24-29.

Knowledge in das Unternehmen zu tragen und die Früchte ihres Fleißes zu ernten. Unternehmen, die umfangreiche Chancen des Berufsaufstiegs bieten, stehen im Fokus der Millennials[23]. Als Folge der längeren Zeiten des Aneignens von Wissen neigen sie dazu, innerbetriebliche Weiterbildungsmöglichkeiten stetig zu nutzen und durch diese auch beruflich aufsteigen zu können. Diese Tendenz entspringt aus der Gewohnheit, sich sukzessive theoretisches Wissen anzueignen.[24]

4.3 Intergenerationale Unterschiede

In Folgendem Kapitel werden intergenerationale Unterschiede auf Basis des Artikels *Generation Y – Rekrutierung, Entwicklung und Bindung* in *Der Anästhesist* von Angehörigen der Generationen X und Y dargestellt. Der Schwerpunkt dieses Vergleiches liegt auf dem Arbeits- und Lernverhalten der Angehörigen der jeweiligen Generation.

Hinsichtlich des technischen Verständnisses von und der Anpassungsfähigkeit an neuere Technologien besitzt die Generation Y gegenüber der Generation X einen Vorteil, der aus der stärkeren Präsenz von sich fortlaufend verändernden Medien und technischen Spielzeugen wie Smartphones und Tablets während ihrer Sozialisation hervorgeht. Neu in einer Organisation eingesetzten Technologien könnte dementsprechend die Generation Y wohlwollender und offener gegenüberstehen. Die Fähigkeit der Adaption neuerer Technologien besitzen jedoch beide Generationen.

Im Hinblick auf das Verhältnis zur Arbeit sieht die Generation X diese weniger als Selbstzweck, jedoch trotzdem sehr pragmatisch. Wenn eine angemessene Work-Life-Balance herrscht, ist sie bereit, engagiert und hingebungsvoll ihre Aufgaben zu erfüllen. Ein klarer Arbeitsrahmen, Hierarchien und Weisungslinien werden als Notwendigkeit für eine stabile organisationale Struktur verstanden und akzeptiert. Die Generation Y hingegen lehnt Hierarchien tendenziell ab. Wichtiger als die Stellenbezeichnung ihres Vorgesetzten ist die gefühlte und erlebte Kompetenz ebendiesem. Verstehen Angehörige der Generation Y eine ihnen erteilte Aufgabe als sinnlos, so wird dies tendenziell angemerkt und sich möglicherweise dagegen gesträubt, wohingegen sie jedoch bei der Erfüllung von sinnvollen Aufgaben gewillt sind, ihr maximales Leistungspotenzial abzurufen.

---

[23] Der Begriff *Millennials* wird in der aktuellen Literatur zur Generationenthematik häufig als Synonym für die Generation Y verwendet.
[24] Schulenburg, N. (2016), S. 12f.

Während sich die Generation X anhand von klassischen und elektronischen Medien beiderseits weiterbildet und Neues erlernt, steigt mit späterem Geburtsjahr die Affinität und damit einhergehende stärkere Hinwendung zu elektronischen Medien. Motivationale Lernfaktoren für die Generation X sind ein ausgewogenes Verhältnis zwischen Arbeit und Familie sowie die davon abhängigen Möglichkeiten, Freizeit produktiv zu nutzen und Kontakte zu pflegen. Die Generation Y hingegen setzt auf einen auf sie zugeschnittenen Führungsstil. Von erfahreneren Mitgliedern einer Organisation wertschätzend und primär kompetent in die Prozesse und Abläufe eingeführt zu werden, kommt ihrer Motivation, Lern- und Leistungsbereitschaft ausdrücklich zugute.[25]

5. Mentoring

Nachdem die Eigenschaften der Generation X und Y herausgestellt wurden, und offensichtlich wird, dass zwischen diesen beiden Generationen deutliche Unterschiede bezüglich der Arbeits- und Lernwelt herrschen, könnte Mentoring als Bindeglied zwischen ebendiesen fungieren, um eine Organisation und ihre Mitglieder effektiver zu machen.

Das Mentoring stellt neben der herkömmlichen Seminargestaltung und dem erfahrungsbasierten Lernen eine von den in *Domsch et al. (2017)* genannten drei Disziplinen der Personalentwicklung dar. Man unterscheidet außerdem Gruppen- von Einzelmentoring. Gruppenmentoring wird insbesondere dann angewendet, wenn zu wenig Mentoren zur Verfügung stehen und die Mentees das Potenzial haben, voneinander zu lernen.[26] Benutzt eine Organisation das Mentoring ganz gezielt, um sein Personal zu fördern, spricht man von formellem Mentoring, wohingegen zufällig gebildete Zweiergruppen aus Mentor und Mentee dem informellen Mentoring zuzuordnen sind. Findet das Mentoring innerhalb des Unternehmens auf verschiedenen Weisungsebenen statt, spricht man von internem Mentoring. Komplementär dazu existiert das externe Mentoring. Hier arbeiten die Mentoring-Partner über ihr eigenes Unternehmen hinaus miteinander.[27]

Da verschiedene Formen des Mentoring bezüglich Herangehensweise und Zielgruppe existieren, werden im Folgenden zunächst verschiedene, in der Literatur repetitiv genannte Mentoring-Konzepte dargestellt. Infolge dieser Darstellungen werden neben sachlichen Beschreibungen der jeweiligen Konzepte auch ihre Vorzüge sowie möglicherweise auftretende

---

[25] Vgl. Bauer, M. et al. (2011), S. 517-523.
[26] Vgl. Kleiminger, H. (2011), S. 139.
[27] Vgl. Domsch, M. E. et al. (2017), S. 5.

Probleme benannt. Mischformen aus diesen Konzepten existieren zwar, werden jedoch in folgenden Ausführungen aufgrund ihrer Redundanz für vorliegende Themenstellung nicht berücksichtigt.

5.1 Klassisches Mentoring

Der bewandertere Organisationsangehörige hilft dem weniger bewanderten, meist jüngeren Arbeitskollegen im Rahmen einer eins zu eins-Betreuung nicht nur bei der Arbeit, sondern auch dabei, persönlich zu wachsen. [28] Im Optimalfall erfüllt der Mentor dabei die Rollen des Lehrenden, des Vorbildes, des Netzwerkers sowie des persönlichen Coaches des Mentees. Werden diese Rollen ausreichend bedient, profitiert der Mentee durch das Wissen, den Habitus, die Kontakte sowie die allgemeinen Ratschläge des Mentors. Der eine Vorbildfunktion innehabende Mentor offenbart dem Mentee im alltäglichen Umgang außerdem angemessenes Auftreten, Ansichten und Normen, die innerhalb der Organisation für ihn von Vorteil sein können. Neben der psychosozialen Funktion des Mentors, der Hilfestellungen in schwierigen Situationen gibt, Anerkennung spüren lässt sowie freundlich mit seinem Mentee umgeht, existiert noch die Karrierefunktion. Hier lässt der Mentor den Mentee in das operative Geschäft blicken, gibt positive Anregungen sowie Kritik, rückt ihn gewissermaßen in das rechte Licht und spricht für ihn bei Beförderungen oder sich anbahnendem Ärger. [29]

Das klassische Mentoring-Programm besteht meist aus einer Mentoring-Aufsicht sowie mehreren sogenannten Tandems bestehend aus einem Mentor und einem Mentee. Hierbei ist zu beachten, dass ein solches Programm nur dann wirklich sinnvoll einsetzbar ist, wenn der Mentor einen deutlich unterscheidbaren, in die Breite der Kompetenzen oder auch Tiefe der Fachkompetenzen gehenden Wissensvorsprung besitzt. [30] Ist dies nicht der Fall, so besteht die Möglichkeit, dass der Mentee zwar wesentlich besser ausgebildet ist als sein Mentor, dieser seinem Schützling jedoch viele Betriebsinterna aufgrund seines Insiderwissens näherbringen kann. Außerdem profitiert der Mentee von den Beziehungen des Mentors und den zu knüpfenden Kontakten. In dieser Konstellation lernt der Mentor auch von den fachlichen Vorsprüngen des Mentees. Die Beziehung zwischen Mentor und Mentee ist als wechselseitig,

---

[28] Vgl. Edelkraut, F. et al. (2017), S. 18.
[29] Vgl. Mattenklott, A. et al. (2005), S. 91.
[30] Vgl. Edelkraut, F. et al. (2017), S. 18f.

sich beiderseits unterstützend anzusehen, wobei im Vordergrund die Ausbildung des Mentees steht.[31]

Der klassische Mentoring-Ansatz kann als Instrument Nachwuchskräfte, Talente und Hochschulabsolventen gewissenhaft in die Organisation einführen und ihnen ein breites Spektrum an gefragten, wichtigen Beziehungen, organisatorischen Interna und methodischem Arbeitsverhalten offenbaren.[32]

5.1.1 Cross Mentoring

Das Cross-Mentoring stellt eine besondere Form des externen Mentorings dar und beschreibt die Zusammenarbeit zwischen zwei oder mehr Organisationen, welche durchaus auch Hochschulen, Krankenhäuser oder staatliche Einrichtung sein können[33] und ihren Mitgliedern. Hier arbeiten der Mentor und sein Mentee zusammen, obwohl sie nicht derselben Organisation angehören. Der Begriff des Cross-Mentoring entspringt aus dieser kreuzhaften Zusammenbringung der beiden Akteure des jeweiligen Tandems. Um einen effektiven und effizienten Verlauf sicherzustellen, wird die Überwachung, Koordination und Planung dieser Cross-Mentoring-Programme oft an externe Dienstleister abgetreten.[34] Folglich entfällt das typische Weisungsgefälle des klassischen Mentorings zwischen Mentor und Mentee. Hieraus resultiert ein erhöhtes Gesprächspotenzial durch ein tendenziell entspannteres, ehrlicheres Verhältnis zwischen den Akteuren, da sie nicht im gleichen Unternehmensrahmen tätig sind.[35] Das Cross-Mentoring bietet überdies die Chance, andersartige Ansichten seines Partners zu entdecken und die Perspektive zu wechseln.[36] Der wechselseitige Informationsaustausch zwischen Mentor und Mentee, Unternehmen A und Unternehmen B, kann in neuen Möglichkeiten bezüglich Kooperationen und Netzwerkbildungen zwischen beteiligten Unternehmen münden.[37] So generierte Einblicke in andere Unternehmen oder Branchen am Markt können als Inspiration oder auch Vergleichsquelle für die eigene Arbeit dienen.[38]

Negativ zu bewerten ist das fehlende Wissen des Mentors über die internen Betriebsinhalte seines Mentees. Außerdem ist zu beachten, dass die Kulturen zweier Unternehmen sich stark

---

[31] Vgl. Höher, F. (2014), S. 80 f.
[32] Vgl. Edelkraut, F. et al (2017), S. 18f.
[33] Vgl. Domsch, M. E. et al. (2017), S. 4.
[34] Vgl. Edelkraut, F. et al (2017), S. 23f.
[35] Vgl. Domsch, M. E. et al. (2017), S. 4.
[36] Vgl. Höher, F. (2014), S. 100.
[37] Vgl. Walter-Kühfuss, I. (2010), S. 137f.
[38] Vgl. Edelkraut, F. et al. (2017), S. 23f.

voneinander unterscheiden können und es zu Reibungen im Verlauf der Zusammenarbeit kommen kann. Bedenken seitens der Unternehmen bezüglich Abwerbeversuchen [39] von qualifiziertem Personal kann ein temporär festgelegtes Abwerbeverbot entgegengesetzt werden.[40]

5.1.2 Reverse Mentoring

Reverse Mentoring oder auch reversed Mentoring bedeutet übersetzt umgekehrtes Mentoring und stammt aus einer Idee des ehemaligen CEO von General Electrics, Jack Welch, welcher sich 1999[41] bezüglich der zum damaligen Zeitpunkt neuen Technologie Internet von jüngeren Arbeitskollegen schulen ließ.[42] Üblicherweise wird diese Form des Bottom-up-Mentorings also eingesetzt, um Fachwissen von unteren Hierarchieebenen zu den oberen zu transportieren. Hierzu zählen vorrangig neuere Themen wie die Digitalisierung und ihre Peripherie, differenziertes Leadership oder der Aspekt der Work-Life-Balance. Außerdem besteht die Möglichkeit, sich der Expertise der jungen Menschen zu bedienen, wenn ihre Perspektive auf die zu bearbeitende Thematik erfolgsversprechende neue Blickwinkel ermöglicht.[43] Es wird auf diese Weise versucht, vorhandene Wissenslücken zu schließen. [44] Die jeweiligen zusammenarbeitenden Tandems sollten sich möglichst effizient ergänzen. Da den in der Regel umfangreich beschäftigten Mentees meist nur enge Zeitfenster aufgrund eines hohen Arbeits- und Aufgabenpensums gewährt sind, sollten die jungen Mentoren eine klare Struktur während ihrer Wissensvermittlung aufweisen, absolut pünktlich, zuverlässig und vertrauenswürdig sein und zwar den geforderten Respekt, aber keine Angst vor ihren Mentees haben. Durch eine derartige Zusammenarbeit besthet die Möglichkeit für die jungen Mentoren, positiv auf sich aufmerksam zu machen und in die Gunst ihrer unternehmenserfahreneren Mentees zu treten.[45] Als Risiko zu nennen ist folgender Umstand: Ist der Mentor seiner Aufgabe als Mentee nicht gewachsen, rückt er sich als Person unter Umständen in ein schlechtes Licht, was seiner Karriere schaden könnte.

---

[39] Vgl. Ebd.
[40] Vgl. Walter-Kühfuss, I. (2010), S. 137f.
[41] Vgl. Rademacher, U./ Weber, U. (2017), S. 30.
[42] Vgl. Edelkraut, F. et al. (2017), S. 25.
[43] Vgl. Rademacher, U./ Weber, U. (2017), S. 30.
[44] Vgl. Domsch, M. E. et al. (2017), S. 7.
[45] Vgl. Edelkraut, F. et al. (2017), S. 25f.

5.1.3 Peer-to-Peer-Mentoring

Das Peer-to-Peer-Mentoring oder abgekürzt auch Peer-Mentoring ist eine weitere Form des Mentorings. Im Gegensatz zu den bisher vorgestellten Formen des Mentoring funktioniert das Peer-Mentoring nicht zwischen Mitgliedern, die sich bezüglich ihrer Erfahrung oder ihres Status im Unternehmen unterscheiden. Vielmehr kann ihre Stellung im Unternehmen als größtenteils gleichberechtigt angesehen werden. Sie befinden sich also auf einer sich hierarchisch ähnelnden Ebene innerhalb ihres Unternehmens.[46] Das Mentoring wird unter anderem zur Personalentwicklung eingesetzt.[47] Auf einem bestimmten Fachgebiet besitzt das eine Peergruppenmitglied also mehr Kompetenzen als das andere, weshalb diese Konstellationen überhaupt zustande kommen. Kernaufgabe ist die Erweiterung der Fach- und/ oder Methodenkompetenz.[48] Diese meist informelle Art sich gegenseitig zu unterstützen unterliegt bestimmten unausgesprochenen Regeln. Um ein produktives Miteinander zu garantieren, sollten die Teilnehmer des Peer-to-Peer-Mentorings ein ausgeprägtes Verantwortungsbewusstsein für sich selbst und den anderen aufweisen, da meist keine prozesssteuernde Aufsicht vorhanden ist.[49] Karrierefördernde Nebeneffekte sind nicht zu erwarten. Die Peergruppenmitglieder sind in der Organisation meist gleichgestellt. Während sie also zusammenarbeiten und voneinander lernen, besteht die Möglichkeit, dass sie karrieretechnisch miteinander in einem konkurrierenden Verhältnis stehen.[50] Die übergeordneten Ziele ihrer Organisation sollten allerdings im Vordergrund stehen. Wird diese Perspektive als Maxime gewählt, kann sich eine erfolgreiche Kooperation positiv auf das dortig vorherrschende Betriebsklima auswirken.[51]

5.2 Rollen im Mentoring

Im Folgenden werden die Rollen von Angehörigen der Generation X und Y während des Mentorings kurz dargelegt.

Beim klassischen Mentoring und den meisten weiteren Konzepten übernimmt der dienstältere, kompetentere oder erfahrenere Mitarbeiter die Rolle des Mentors. In den allermeisten Fällen wird dies ein Angehöriger der Generation X sein. Konsekutiv vertritt der Angehörige der

---

[46] Vgl. Domsch, M. E. et al. (2017), S. 7.
[47] Vgl. Mattenklott, T. et al. (2005), S. 287.
[48] Vgl. Rademacher, U./ Weber, U. (2017), S. 29.
[49] Vgl. Edelkraut, F. et al. (2017), S. 29.
[50] Vgl. Rademacher, U./ Weber, U. (2017), S. 29.
[51] Vgl. Vgl. Edelkraut, F. et al. (2017), S. 29.

Generation Y die Rolle des Mentees. Generation Y lernt also von Generation X. Da jedoch verschiedene Formen des Mentorings existieren, kann man bezüglich der Rollen im Mentoring nur tendenzielle Aussagen machen, da Kompetenzen nicht zwangsläufig an das Alter oder die gesammelte Erfahrung innerhalb einer Organisation geknüpft sind. So sind Wissensdefizite der Angehörigen der Generation X zu Angehörigen der Generation Y auf bestimmten Themengebieten denkbar, genauso wie Wissensdefizite zwischen Individuen derselben Organisation. Die Rollen sind also nicht ausschließlich starr unter den Generationen aufgeteilt, sondern teils auch flexibel. Beim Mentoring soll unter angemessener Durchführung der Eine vom Wissen oder den Fähigkeiten des Anderen direkt profitieren.

5.3 Vorausplanung des Mentoring-Konzeptes

Eine nicht hinreichende Planung eines Mentoring-Konzeptes kann bei beteiligten Personen die Zerstörung der Glaubwürdigkeit der Initiatoren nach sich ziehen und das Unternehmen in ein negatives Licht rücken. Daher steht außer Frage, dass jedes an einer Entwicklung eines Mentoring-Programms interessierte Unternehmen genügend Zeit in vorbereitende Maßnahmen investieren sollte. Die Organisation sollte sich folgende Fragen stellen: Ist ein Mentoring-Programm wirklich das, was wir brauchen, um unsere Ziele der Personalentwicklung bestmöglich zu erreichen? Haben wir genügend Personal um ein Mentoring-Programm adäquat zu entwickeln und durchzuführen? Haben wir genügend finanzielle Ressourcen? Haben wir genügend zeitliche Ressourcen? Wie können wir die verschiedenen Ressourcen miteinander am effektivsten in Einklang bringen?

Es gilt außerdem herauszufinden, an welchen Stellen Unterstützer für ein Mentoring-Programm im Unternehmen zu finden sind, und wo etwaige Barrieren noch durchbrochen werden sollten, um möglichst effektiv und problemlos arbeiten zu können.

Bei Mentoring-Programmen besteht immer auch die Gefahr, dass sie bei unzureichender Planung und Durchführung eher Schaden anrichten als einen Mehrwert für das Unternehmen darstellen.[52]

---

[52] Vgl. Rademacher, U./ Weber, U. (2017), S. 34-36.

6. Fazit

Im folgenden Schlussteil der vorliegenden Hausarbeit werden die auf den vorherigen Seiten herausgearbeiteten Ergebnisse in ihren Grundzügen zusammengefasst und hinsichtlich der eingangs formulierten Fragestellung, ob das Mentoring ein effektives Bindeglied zwischen der Generation X und der Generation Y in Organisationen sein kann, ausgewertet.

Bevor die beiden großen Themenblöcke der Generationen X und Y sowie des Mentorings bearbeitet wurden, war es wichtig, das Mentoring mit dem Generationenmanagement in eine Beziehung zu setzen. Diese Punkte hängen insofern miteinander zusammen, als dass das Mentoring als Disziplin des Generationenmanagements in Organisationen fungieren kann. Anschließend wurde die Notwendigkeit des diesbezüglichen Handelns vor dem Hintergrund des demografischen Wandels dargelegt. Belegschaften von Organisationen verändern sich fortlaufend hinsichtlich ihrer strukturellen Zusammensetzung. Die sinkende Geburtenrate, steigende Lebenserwartung und das spätere Renteneintrittsalter in der Bundesrepublik Deutschland führen zu alternden Belegschaften. Personalentwicklungswerkzeuge wie in diesem Fall das Mentoring sollen eine Vermittlung zwischen dem älteren Teil der Belegschaften sowie den jüngeren Nachwuchskräften möglich machen. Um die Möglichkeiten der Vermittlungsfunktion des Mentorings bezogen auf die hier behandelten Generationen X und Y adäquat darstellen zu können, wurde zunächst herausgearbeitet, dass verschiedene Generationen unterschiedliche Charakteristika in ihrem ganzheitlichen Habitus sowie ihrem Arbeits- und Lernverhalten aufweisen. Diese Unterschiede existieren hauptsächlich aufgrund von unterschiedlichen Umwelteinflüssen der Generationen während ihrer Sozialisation. Um zu verstehen, inwiefern das Mentoring also als Bindeglied zwischen Generation X und Y effektiv fungieren kann, wurden hier die gemeinsamen und unterschiedlichen Eigenschaften beider Generationen aufgezeigt.

Während für die Generation X die Arbeit einen tendenziell hohen Stellenwert neben Familie und sozialen Kontakten in ihrem Leben einnimmt, schätzen sie außerdem Gerechtigkeit am Arbeitsplatz, besitzen meist die Fähigkeit, sich adäquat selbst einzuschätzen und sind vergleichsweise gelassen, aber auch darum bemüht, jüngere Menschen zu verstehen und ihnen Wertschätzung entgegenzubringen. Ein klarer Arbeitsrahmen, Hierarchien und Weisungslinien sind aus ihrer Sicht als positiver Bestandteil ihrer Arbeitsumgebung zu bewerten.

Vertreter der Generation Y legen tendenziell weniger Wert auf hierarchische Systeme innerhalb einer Organisation. Vielmehr bewerten Sie ihre Vorgesetzten und Arbeitskollegen nach Sympathie und Kompetenz. Sie besitzen die Tendenz, sich fortlaufend verbessern zu wollen und nehmen Hilfestellungen oder einen guten Rat wohlwollend an, sofern diese Annäherungen nicht von oben herab, sondern auf Augenhöhe an sie herangetragen werden. Sie sind darüber hinaus gewillt, sich durch angenehme zwischenmenschliche Beziehungen am Arbeitsplatz positiv motivieren zu lassen.

Es existieren verschiedene Flexionsformen des Mentorings. Klassisch agieren, arbeiten und lernen Mitglieder von Organisationen in einem geplanten, organisierten und vernünftig durchdachten Rahmenprogramm des Mentorings miteinander, wobei es auf der Seite des Mentees ein oder mehrere Wissensdefizite gibt, welche durch den Mentor beseitigt werden sollen. Das Mentoring ist in Organisationen folglich Teil der Personalentwicklung. Die unterschiedlichen Gestalten des Mentorings in Form von klassischem Mentoring, Reverse-Mentoring, Cross-Mentoring und Peer-to-Peer-Mentoring besitzen die Gemeinsamkeit, dass es einen (oder mehrere) Mentoren gibt, die ihr breit angelegtes Wissen oder auch ihr tiefergehendes Fachwissen an einen (oder mehrere) Mentees weitergibt. Die Rollen im Mentoring bezüglich Generation X und Generation Y sind an sich flexibel. Durch den Alters- und damit einhergehenden Erfahrungsvorsprung finden sich natürlich sehr viel häufiger Angehörige der Generation X in der Rolle des Mentors wieder. Im Zuge dessen profitieren die das Mentorenprogramm durchlaufenden Mitarbeiter auf beiden Seiten theoretisch vom Umgang miteinander.

Praktisch sollte für den bestmöglichen Ablauf eines Mentorings ein gut durchdachtes, bestenfalls auf die Individuen zugeschnittenes Konzept entwickelt werden. Es sollten hinreichend zeitliche und physische Räume für die Durchführung des Mentorings geschaffen werden. Sollten alle Vorkehrungen unter der Prämisse des Fortschritts der Organisation sowie des Fortschritts der am Mentoring-Programm direkt teilhabenden Individuen getroffen sein und sich die Individuen auf das Mentoring vollständig einlassen, kann das Mentoring ein effektives Bindeglied zwischen den partizipierenden Vertretern beider Generationen auch im Hinblick auf ihr Arbeits- und Lernverhalten und ihre Werte und Normen darstellen. Da sich Mitglieder der Generation X durch Gelassenheit, Strukturaffinität und Verständnis auszeichnen und die Mitglieder der Generation Y innerhalb eines respektvollen Umgangs gewillt sind, sich auch durch die Hilfe von Arbeitskollegen Wissen anzueignen, können diese Eigenschaften zu einem für beide Seiten profitables Lernverhältnis führen.

Unter genannten Bedingungen besitzt das Mentoring das Potenzial, zwischen den Generationen X und Y zu vermitteln und als effektives Bindeglied zu funktionieren. Um jedoch alle Vertreter beider Generationen zu vereinen, benötigt das Mentoring zu viele zeitliche, finanzielle und räumliche Ressourcen. Die eingangs formulierte Fragestellung wird hiermit folglich nur bedingt bejaht.

Von weiterem Interesse bezüglich der hier behandelten Fragestellung könnten Forschungen dazu sein, mit welchen Hilfsmitteln und Programmen auch kleinere Unternehmen, deren Ressourcen eher begrenzt sind, die ihrer Organisation angehörigen Mitglieder einen kann. Außerdem könnten Forschungen bezüglich eines ganzheitlichen Generationenmanagements, das imstande ist, als Bindeglied für nahezu alle Vertreter der verschiedenen Generationen einer Organisation zu funktionieren, interessant sein.

7. Literaturverzeichnis

Bauer, M. et al. (2011): Generation Y. Rekrutierung, Entwicklung und Bindung. In: Der Anaesthesist. Ausgabe 6. Springer Verlag. S. 517-524.

Bundeszentrale für politische Bildung (Hrsg.) (2018): Dossier. Demografischer Wandel. Im Internet: <http://www.bpb.de/politik/innenpolitik/demografischer-wandel/> (Aufruf am 07.06.2018).

Deller, J. et al. (2016): Personalmanagement im demografischen Wandel. Ein Handbuch für den Veränderungsprozess. Heidelberg: Springer Medizin Verlag. S. 3-5.

Domsch, M. E. et al.: (2017): Cross Mentoring im Spannungsfeld von Personalentwicklung und Organisationsentwicklung. In: Domsch, M. E. et al. (Hrsg.): Cross Mentoring. Ein erfolgreiches Instrument organisationsübergreifender Personalentwicklung. Wiesbaden: Springer Gabler. S. 4-7.

Edelkraut, F./ Graf, N. (2017): Mentoring. Das Praxisbuch für Personalverantwortliche und Unternehmer. 2. aktualisierte und erweiterte Auflage. Wiesbaden: Springer Gabler. S. 18-29.

Edelkraut, F./ Graf, N. (2014): Mentoring. Das Praxishandbuch für Personalverantwortliche und Unternehmer. Wiesbaden: Springer Gabler. S. 6-7.

Franken, S. (2016): Führen in der Arbeitswelt der Zukunft. Instrumente, Techniken und Best-Practice-Beispiele. Wiesbaden: Springer Gabler. S. 89-90.

Goldgehn, L. A. (2004): Generation Who, What, Y? What You Need to Know About Generation Y. In: International Journal of Educational Advancement. Ausgabe 5 (1). Henry Stewart Publications. S. 24-29.

Höher, F. (2014): Vernetztes Lernen im Mentoring. Eine Studie zur nachhaltigen Wirkung und Evaluation von Mentoring. Wiesbaden: Springer VS. S. 80-100.

Klaffke, M. (2016): Generation Diversity. Mehr-Generationen-Belegschaften erfolgreich führen. In: Genkova, P./ Ringeisen, T. (Hrsg.): Handbuch Diversity Kompetenz. Band 2: Gegenstandsbereiche. Wiesbaden: Springer. S. 214-217.

Klaffke, M. (2014): Erfolgsfaktor Generationen-Management – Handlungsansätze für das Personalmanagement. In: Klaffke, M. (Hrsg.): Generationen-Management. Konzepte, Instrumente, Good-Practice-Ansätze. Wiesbaden: Springer Gabler. S. 13.

Kleiminger, H. (2011): Personalentwicklung der Millennials im engeren Sinne: Implikationen für Lernmethoden und Inhalte. In: Klaffke, M. (Hrsg.): Personalmanagement von Millennials. Konzepte, Instrumente und Best-Practice-Ansätze. Wiesbaden: Gabler Verlag. S. 139-140.

Krüger, K.-H. (2016): Gesellschaftlicher Wertewandel: Generation X, Y, Z – und dann? In: Klaus, H./ Schneider, H. J. (Hrsg.): Personalperspektiven. Human Resource Management und Führung im ständigen Wandel. 12. Auflage. Wiesbaden: Springer Gabler. S. 46.

Kühn, F. (2018): Die demografische Entwicklung in Deutschland. Eine Einführung. Im Internet: <http://www.bpb.de/politik/innenpolitik/demografischer-wandel/196911/fertilitaet-mortalitaet-migration> (Aufruf am 07.06.2018).

Künemund, H./ Szydlik, M. (2009): Generationen. Multidisziplinäre Perspektiven. Wiesbaden: VS Verlag für Sozialwissenschaften. S. 9-10.

Mattenklott, A. et al. (2005): Praxishandbuch Personalentwicklung. Instrumente, Konzepte, Beispiele. Wiesbaden: Gabler. S. 91 und S. 287.

Mayer, T. (2017): Die transformative Macht der Demografie. Wiesbaden: Springer VS. S. 1.

Magretta, J. (2002): What Management Is. How It Works And Why It's Everyones Business. New York: The Free Press. S, 2.

Oertel, J. (2014): Baby Boomer und Generation X – Charakteristika der etablierten Arbeitnehmer-Generationen. In: Klaffke, M. (Hrsg.): Generationen-Management. Konzepte, Instrumente, Good-Practice-Ansätze. Wiesbaden: Springer Gabler. S. 47-49.

Rademacher, U./ Weber, U. (2017): Mentoring im Talent-Management. Win-win-Programme für Mitarbeiter und Unternehmen. Wiesbaden: Springer Gabler. S. 29-30.

Schulenberg, N. (2016): Führung einer neuen Generation. Wie die Generation Y führen und geführt werden sollte. Wiesbaden: Springer Gabler. S. 9-12.

Statistischen Bundesamtes (Hrsg.) (2016): Alterung der Bevölkerung durch aktuell hohe Zuwanderung nicht umkehrbar. Im Internet: <https://www.destatis.de/DE/PresseService/Presse/Pressemitteilungen/2016/01/PD16_021_12421.html> (Aufruf am 07.06.2018).

Walter-Kühfuss, I. (2010): Mentoring. In: Kreuser, K./ Robrecht, T. (Hrsg): Führung und Erfolg. Eigene Potenziale entfalten, Mitarbeiter erfolgreich machen. Wiesbaden: Gabler. S. 137-139.

Anhang

1. Auszug aus dem Internet <http://www.bpb.de/politik/innenpolitik/demografischer-wandel> Dossier. Demografischer Wandel.

2. Auszug aus dem Internet <http://www.bpb.de/politik/innenpolitik/demografischer-wandel/196911/fertilitaet-mortalitaet-migration> Die demografische Entwicklung in Deutschland. Eine Einführung.

3. Auszug aus dem Internet https://www.destatis.de/

DE/PresseService/Presse/Pressemitteilungen/2016/01/PD16_021_12421.html
Pressemitteilung Nr. 021. Alterung der Bevölkerung durch aktuell hohe Zuwanderung nicht umkehrbar.

Anmerkung der Redaktion: Der Anhang wurde aus urheberrechtlichen Gründen entfernt.

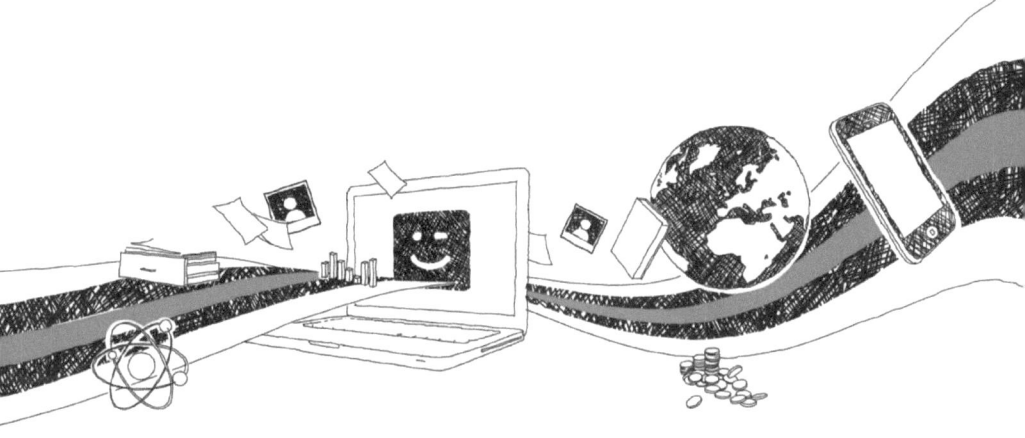
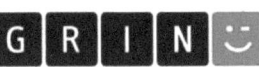